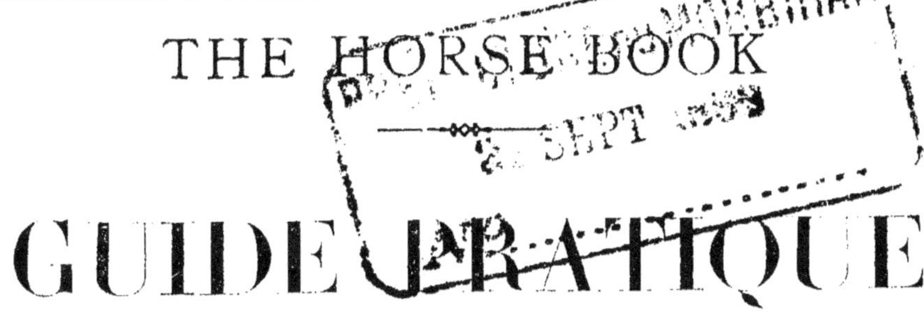

THE HORSE BOOK

GUIDE PRATIQUE

DE L'HYGIÈNE DES

CHEVAUX DE SELLE ET DE TRAIT

Publié par la « ROYAL SOCIETY P. C. A. »

Traduit de l'anglais par AURÉLIEN DE COURSON

Ouvrage couronné par la Société Protectrice des Animaux.

DEUXIÈME ÉDITION

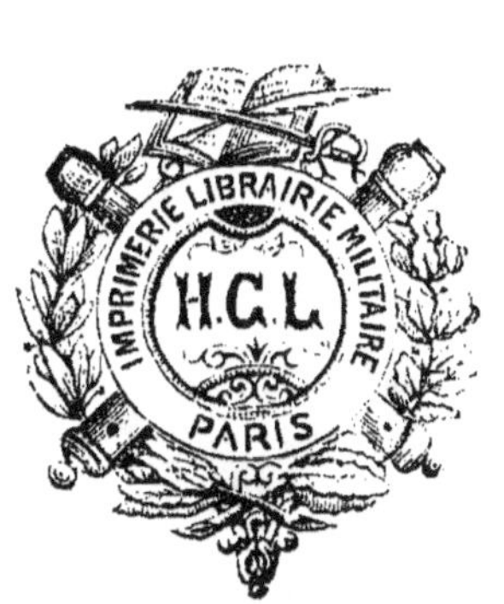

PARIS	LIMOGES
118, Boulevard Saint-Germain.	62, Avenue Baudin

IMPRIMERIE ET LIBRAIRIE MILITAIRE

CHARLES-LAVAUZELLE

ÉDITEUR

1899

THE HORSE BOOK

GUIDE PRATIQUE

DE L'HYGIÈNE DES

CHEVAUX DE SELLE ET DE TRAIT

THE HORSE BOOK

GUIDE PRATIQUE

DE L'HYGIÈNE DES

CHEVAUX DE SELLE ET DE TRAIT

Publié par la « ROYAL SOCIETY P. C. A. »

Traduit de l'anglais par AURÉLIEN DE COURSON

Ouvrage couronné par la Société Protectrice des Animaux

DEUXIÈME ÉDITION

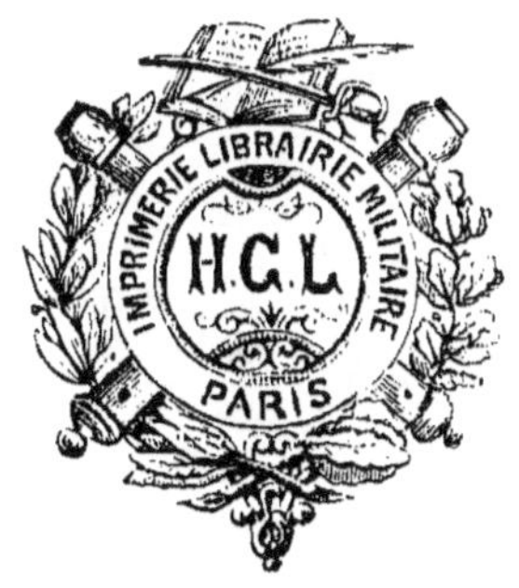

<table>
<tr><td>PARIS</td><td>LIMOGES</td></tr>
<tr><td>118, Boulevard Saint-Germain.</td><td>62, Avenue Baudin.</td></tr>
</table>

IMPRIMERIE ET LIBRAIRIE MILITAIRE

Henri CHARLES-LAVAUZELLE

ÉDITEUR

1899

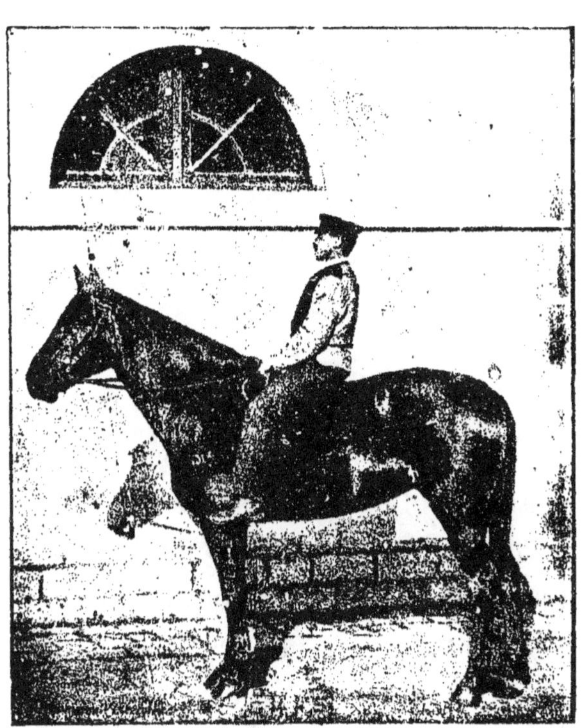

THE HORSE BOOK[1]

I.

L'ÉCURIE.

1. — L'écurie doit être suffisamment claire, et construite sur un terrain dur et imperméable. Le brusque passage de l'obscurité à la lumière, les vapeurs s'élevant d'un sol humide et putride, sont des causes fréquentes de cécité pour le cheval.

L'humidité engendre les douleurs, les rhumes, les coliques. Une écurie humide et malpropre prédispose les chevaux au crapaud et aux javarts cutanés.

2. — Que le sol des stalles soit uni et parfaitement horizontal[2]. (Deux rigoles profondes de 25 millimètres doivent passer, l'une à l'entrée, l'autre au milieu de chacune d'elles.) Quand l'avant-main

[1] Cet ouvrage a été revu par M. Fleming, vétérinaire inspecteur de l'armée anglaise, président de la *Central Veterinary Medical Society* et du *Royal College of Veterinary Surgeons* etc...

[2] En France, le sol des stalles est légèrement incliné.